AF463092

N° 18

DU

LAVAGE DE L'ESTOMAC

DANS

LA SITIOPHOBIE DES ALIÉNÉS

PAR

FROSSARD, Camille

Docteur en médecine de la Faculté de Paris

PARIS

OLLIER-HENRY, LIBRAIRE-ÉDITEUR

11, 13, rue de l'École de Médecine, 11, 13

1890

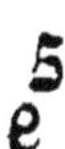

DU

LAVAGE DE L'ESTOMAC

DANS

LA SITIOPHOBIE DES ALIÉNÉS

PAR

FROSSARD, Camille

Docteur en médecine de la Faculté de Paris

PARIS

OLLIER-HENRY, LIBRAIRE-ÉDITEUR

11, 13, rue de l'École de Médecine, 11, 13

1890

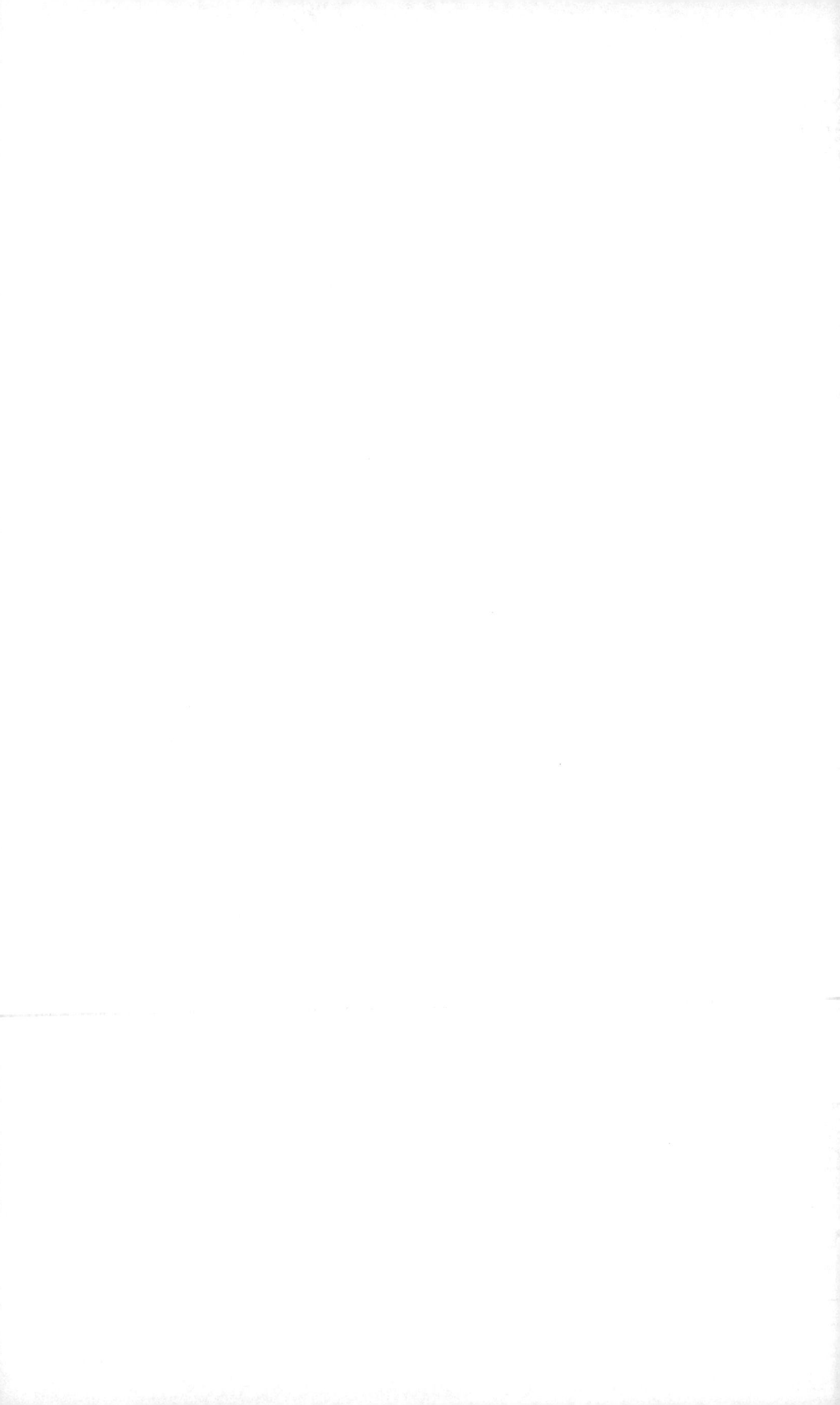

DU
LAVAGE DE L'ESTOMAC
DANS
LA SITIOPHOBIE DES ALIÉNÉS

PAR

FROSSARD, Camille
Docteur en médecine de la Faculté de Paris

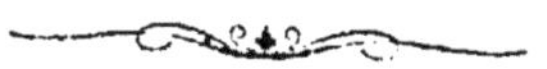

PARIS
OLLIER-HENRY, LIBRAIRE-ÉDITEUR
11, 13, rue de l'École de Médecine, 11, 13

1890

DU

LAVAGE DE L'ESTOMAC

DANS

LA SITIOPHOBIE DES ALIÉNÉS

PAR

FROSSARD, Camille
Docteur en médecine de la Faculté de Paris

PARIS
OLLIER-HENRY, LIBRAIRE-ÉDITEUR
11, 13, rue de l'École de Médecine, 11, 13

1890

A MES PARENTS

A MES AMIS

A MES MAITRES DANS LES HOPITAUX

A MON PRÉSIDENT DE THÈSE

A M. LE DOCTEUR BALL

Professeur de clinique mentale
Médecin de l'hôpital Laennec et de l'asile Sainte-Anne
Membre de l'Académie de médecine
Chevalier de la Légion d'honneur.

A M. LE DOCTEUR AUGUSTE VOISIN

Médecin des hôpitaux
Chevalier de la Légion d'honneur.

INTRODUCTION

Le traitement de la sitiophobie des aliénés par le lavage de l'estomac remonte à une dizaine d'années. Avant cette époque, on se contentait, quand on se trouvait en présence du refus d'aliments, de parer aux effets de l'inanition par l'alimentation forcée.

On avait pourtant maintes fois remarqué que chez beaucoup de sitiophobes il existait un état saburral des voies digestives. Il est bien évident que, dans des cas semblables, on perdra presque tout le bénéfice de l'alimentation forcée, si l'on n'intervient pas pour modifier la muqueuse de l'estomac et évacuer les produits de fermentation morbide qui l'encombrent.

C'est pour répondre à cette indication, qu'en 1880, M. Régis, alors interne de M. le professeur Ball, eut l'idée de pratiquer le lavage de l'estomac chez les aliénés sitiophobes, chez ceux surtout qui présentaient un état gastrique manifeste. Cette médication lui fournit des résultats inattendus (dans bien des cas, le refus d'aliments ne tarde pas à céder, et lorsque plus tenace il persiste, l'assimilation des matières nutritives se fait mieux, en raison du lavage qui prépare et excite même la muqueuse digestive, surtout si l'on y ajoute une médication appropriée.)

Depuis cette époque, plusieurs cas de guérison par le lavage ont été signalés à la société Médico-psychologique, et M. Raspail, dans sa thèse inaugurale de 1886, a relaté plusieurs observations concluantes.

Ayant eu l'occasion de fréquenter le quartier d'aliénées de la Salpétrière et de juger par nous-même de l'efficacité de ce traitement, nous avons cru pouvoir en reprendre l'étude et faire de cette question l'objet de cette thèse inaugurale.

Nous diviserons notre travail en trois chapitres :

Dans un premier chapitre, nous étudierons la sitiophobie, sa fréquence dans les différentes formes de vésanie et ses causes, en insistant sur les troubles gastriques qui revendiquent la plus grosse part dans la production de cette complication.

Dans un deuxième chapitre, nous passerons rapidement en revue les divers procédés qui ont été proposés pour l'alimentation forcée, et nous donnerons en détail le manuel opératoire du lavage de l'estomac par les fosses nasales.

Dans un troisième et dernier chapitre, nous

montrerons l'heureuse influence du lavage sur la sitiophobie en général ainsi que sur l'état mental de nos malades.

La partie clinique de notre travail consistera dans l'analyse de quinze observations inédites et d'une observation typique de M. Mabit, extraite des Annales médico-psychologiques.

Mais, avant d'entrer en matière, qu'il nous soit permis d'adresser ici nos remerciements les plus sincères à M. le docteur Auguste Voisin pour l'obligeance avec laquelle il nous a offert l'entrée de la section Rambuteau et pour les nombreuses et intéressantes observations qu'il nous a communiquées; ses conseils éclairés et sa longue expérience nous ont été d'un précieux secours.

Que M. le professeur Ball veuille bien agréer l'expression de notre profonde gratitude pour l'honneur qu'il nous a fait en acceptant la présidence de notre thèse.

CHAPITRE PREMIER

LA SITIOPHOBIE, SA FRÉQUENCE, SES CAUSES

On donne le nom de sitiophobie (*sition* aliment, *phobos* crainte) ou *sitophobie* au refus d'aliments chez les aliénés.

C'est là une complication fréquente dont tous les aliénistes se sont occupés ; contentons-nous de rappeler ce que dit à ce propos Dagonet dans son traité des maladies mentales (1) : « Beaucoup de malades refusent obstinément les aliments indispensables à leur existence ; on les a désignés sous le nom d'aliénés jeûneurs, et en Allemagne on a donné le nom de sitophobie à cette espèce d'obstination. Les malheureux qui appartiennent à cette triste catégorie sont une source de difficultés des plus sérieuses pour les personnes chargées de leur donner des soins. On comprend aisément tout ce qu'il y a de pénible dans l'emploi des moyens violents mais indispensables pour vaincre une resis-

(1) DAGONET. — Traité des maladies mentales, p. 619.

tance qui ne peut se prolonger sans danger pour la vie du malade. » Dans le même ordre d'idées, M. le professeur Ball s'exprime ainsi : « Au point de vue de l'alimentation, on peut se trouver en présence de deux ordres de fous : les uns acceptent les aliments qu'on leur offre sans qu'ils les aient recherchés, soit qu'ils n'aient pas le sentiment de la faim, soit que, ayant faim, ils dédaignent de faire les efforts nécessaires pour la satisfaction de leur appétit ; les autres luttent avec énergie et ce n'est que par la force que l'on arrive à triompher de leur résistance.

« Dans la plupart des cas, cette sitophobie est due à des hallucinations. » (1)

Si maintenant nous parcourons les différentes formes d'aliénation groupées suivant la classification étiologique, nous remarquerons que la forme vésanique fournit le contingent de sitiophobes de beaucoup le plus considérable.

Fréquence selon les formes. — M. Ball admet sept formes principales de folie ; nous nous bornerons à en faire l'énumération succincte et à signaler ensuite en quelques mots la fréquence de la sitiophobie dans chacune de ces formes.

Le tableau des divisions admises peut être établi de la manière suivante :

A. Folies congénitales ou morphologiques (idiotie).

(1) Ball. — Maladies mentales, p. 261.

B. Folies organiques ou cérébro-spinales (paralysie générale, démence).

C. Folies toxiques (alcool...)

D. Folies sympathiques (cardiaque, gastro-intestinale).

E. Folies diathésiques (rhumatismale, cancéreuse).

F. Folies névropathiques (hystérie, épilepsie).

G. Folies vésaniques (délires partiels et circulaires).

A. Folies congénitales. — L'idiotie, l'imbécillité et le crétinisme ne peuvent s'accompagner de sitiophobie que dans des cas tout à fait exceptionnels. C'est la seule variété dont nous n'ayons trouvé aucun cas dans les auteurs.

B. Folies organiques. — Il n'en est pas de même ici, et en particulier pour la paralysie générale et le délire aigu, surtout la forme de paralysie générale désignée sous le nom de mélancolique ou de dépressive, par opposition à la forme maniaque ou expansive avec idées de grandeur. Les idées délirantes y revêtent en effet une forme hypocondriaque caractéristique signalée par M. Baillarger : « Ces malades disent d'un ton lamentable qu'ils n'ont plus de bouche, plus d'estomac, plus d'anus ; que leurs intestins sont bouchés, qu'ils ne vont plus à la selle, qu'ils sont morts, et, quand on leur offre des aliments, ils secouent négativement la tête en disant : Çà ne passe pas. Chez eux la sitiophobie est rebelle, et dure autant que les idées délirantes qui leur ont donné naissance. »

Cette dernière proposition nous paraît nettement confirmée par nos observations personnelles. Les deux seuls cas où le lavage de l'estomac ne nous a donné aucun résultat se rapportent précisément à des paralytiques mélancoliques. A priori, il est évident qu'on ne peut songer à améliorer par des lavages de l'estomac des malades atteints de paralysie générale, mais en pratique il n'est pas toujours facile d'établir le diagnostic entre la mélancolie pure et la mélancolie symptômatique d'une méningo-encéphalite diffuse.

C. Folies toxiques. — Elles sont nombreuses, mais la plus fréquente est l'alcoolisme qui s'accompagne assez souvent de gastrite catarrhale aiguë ou chronique au cours de laquelle les conceptions délirantes peuvent donner naissance à la sitiophobie.

D. Folies sympathiques. — Au premier rang nous signalerons la variété gastro-intestinale. Comme nous le verrons, le refus d'aliments coïncide encore souvent ici avec des troubles gastro-intestinaux intenses, voire même avec des lésions telles que l'ulcère de l'estomac ; nous en avons eu un cas confirmé à l'autopsie, que l'on trouvera relaté plus loin.

E. Folies diathésiques. — Citons la folie cancéreuse qui pourrait donner naissance au refus d'aliments quand le néoplasme siège sur l'œsophage ou au cardia.

F. Folies névropathiques. — Comme en témoignent deux de nos observations, l'hystérie s'accompagne quelquefois de sitiophobie, sitiophobie moins grave toutefois, comme on peut le prévoir d'après le caractère fantasque et mobile propre aux hystériques.

Dans le service de M. Auguste Voisin, nous avons pu observer plusieurs épileptiques atteints également, après une série d'attaques, d'une sitiophobie de plusieurs jours que leur hébétude intellectuelle ne permettait de rattacher à aucun délire.

G. Folies vésaniques — Nous les diviserons, au point de vue de la sitiophobie, en deux grandes classes : d'une part, les délires généralisés (manie, excitation maniaque des circulaires) ; d'autre part, les délires partiels (folie des persécutions de Lasègue et mélancolie anxieuse ou stupide). Chez les maniaques, le refus d'aliments est la conséquence de la perturbation générale de l'organisme qui détruit chez eux le sentiment de la faim, en même temps qu'elle les entraîne dans un courant tumultueux de conceptions délirantes ; il n'est d'ailleurs que passager et subordonné le plus souvent à la période aiguë de l'accès maniaque. Au contraire, les persécutés et les mélancoliques présentent un refus persistant : mais, tandis que les persécutés refusent de préférence certains aliments qui leur semblent suspects ou empoisonnés, les seconds offrent une sitiophobie absolue et bien plus difficile à vaincre.

Causes du refus d'aliments. — Bien que Morel considère comme impossible l'énumération des causes du refus d'aliments, nous croyons qu'on peut les diviser en deux classes : celles d'ordre moral et celles d'ordre physique.

Causes morales. — A part les similateurs dont nous n'avons pas à nous occuper ici, on peut avoir affaire à des imitateurs (Obs. VII et XIV) ; il suffit souvent, en pareil cas, de séparer le sitiophobe passif du sitiophobe actif.

L'idée de ruine est assez souvent une cause de sitiophobie ; le malade se croit trop pauvre pour pouvoir consommer les aliments qu'on lui offre et qu'il craint de ne pouvoir payer. On parvient quelquefois à vaincre leur résistance en leur représentant que l'alimentation à la sonde est une opération bien plus coûteuse.

Souvent aussi le refus des malades tient à des idées délirantes d'humilité, d'indignité, de culpabilité imaginaire, ou encore à certains scrupules d'ordre religieux et à un besoin de macération mystique, particulièrement dans les formes de délire religieux.

Viennent ensuite les idées de négation partielle

ou totale. Comme négation partielle, citons le sitiophobe de M. Cotard, qui se croyait « déglotté »; comme négation totale, citons les malades qui se croient morts, témoin celui de Forestus qu'on ne parvint à faire manger qu'en lui présentant un autre mort imaginaire qui assura que les gens de l'autre monde mangeaient très bien.

Au délire d'énormité se rattache la conception mélancolique d'après laquelle le malade se croit immortel et considère comme inutile de se nourrir.

Restent toutes les hallucinations de la sensibilité générale ou spéciale qui interviennent dans la moitié des cas : un malade, cité par M. Ball, refusait tous les aliments, croyant voir des serpents dans tout ce qu'on lui offrait. D'autres leur trouvent une odeur fétide ou un goût suspect qui les fait croire à de la chair humaine, comme la malade d'Etoc-Demazy qui croyait manger ses enfants; d'autres, enfin, obéissent à des hallucinations impératives de l'ouïe qui leur défendent formellement de manger (Obs. VI).

Ajoutons l'idée de suicide qui fait que le malade cherche à se laisser mourir de faim, et l'aboulie.

Causes physiques. — Ce sont les compressions, telles que : tumeurs du voisinage, les cicatrices consécutives à des caustiques ingérés dans un but de suicide, les spasmes et la dysphagie. On pourrait nous objecter ici que ces causes physiques sont des causes d'impossibilité matérielle de manger plutôt que des causes de sitiophobie ; à cela nous répondrons qu'au lit de l'aliéné le refus d'aliments relevant de ces causes se confond souvent avec la sitiophobie vraie, étant donné que le malade refuse de parler comme il refuse de manger, ou, s'il parle, attribue dans son délire l'impossibilité de manger à des causes grotesques, telles que l'absence de bouche, l'absence d'anus, etc... Il y a donc lieu de faire le diagnostic des causes précédemment énumérées, d'autant plus qu'elles peuvent être intimement associées aux conceptions délirantes que nous avons passées en revue et auxquelles elles paraissent servir de substratum.

Mais, de toutes les causes physiques de sitiophobie, la plus importante est sans contredit le mauvais état du tube digestif. Il existe en effet chez beaucoup de sitiophobes, et notamment chez la plupart de ceux qui sont atteints de mélancolie, des troubles digestifs variés résultant parfois de l'alcoolisme, tels que l'état saburral de la muqueuse stomacale, la gastrite catarrhale aiguë ou chronique. Ces troubles sont si fréquents, que de tout temps on a cherché à localiser la mélancolie dans les organes abdominaux ; contentons-nous de citer la phrase de Caelius Aurelianus : « *In melancholicis stomachus, in furiosis vero caput afficitur.* » Rappelons aussi l'opinion d'Esquirol qui soutenait que la mélancolie était due au déplacement du colon transverse, et celle du docteur Bethencourt Rodriguez qui, dans une communication au dernier Congrès de Lisbonne, a attribué cet état à une sorte d'empoisonnement par les ptomaïnes de l'estomac.

Dans un certain nomere de cas, la sitiophobie se développe sans causes connues autres que celles qu'on signale ordinairement pour l'anorexie, telles que l'affaiblissement général du système nerveux, l'asthénie gastrique, l'anémie, la chlorose, l'arthritisme, etc...

Nous avons rencontré dans les antécédents héréditaires ou personnels de nos malades, un certain nombre de ces causes diathésiques, en même temps que des troubles digestifs variés et constants : nous aurons l'occasion d'y revenir plus loin.

Toutes ces causes morales et physiques se trouvent d'ailleurs le plus souvent associées entre elles.

Quelques auteurs, peu nombreux d'ailleurs, Simpson entre autres, ont mis en doute la nécessité d'alimenter artificiellement ces malades, prétendant qu'il suffisait, pour voir cesser la sitiophobie, de les abandonner à leur diète volontaire. Si cette opinion peut être soutenue pour le refus partiel d'aliments, il n'en est pas de même du refus total qui peut être suivi de mort, si on n'intervient pas ; une de nos malades (Obs. XII), laissée à elle-même, a eu des syncopes qui ont dû faire reprendre au plus vite l'alimentation forcée.

Ceci nous amène à l'étude des principaux moyens qui ont été proposés pour nourrir les aliénés sitiophobes.

CHAPITRE II

TRAITEMENT DE LA SITIOPHOBIE

C'est en vain qu'on chercherait avant Pinel la trace d'un procédé médical de traitement contre la sitiophobie ; c'est qu'en effet avant lui, le régime des aliénés était un régime pénitentiaire, et les moyens de traitement plutôt coercitifs que curatifs.

Suivant Marcé, c'est Pinel qui le premier appliqua la sonde œsophagienne au traitement du refus d'aliments ; suivant M. Blanche, ce serait au contraire Esquirol qui aurait eu l'idée de faire pénétrer une sonde en gomme élastique par les fosses nasales jusqu'au pharynx. Quoi qu'il en soit de cette question de priorité, c'est à Esquirol que revient tout l'honneur de la vulgarisation de la sonde.

Plus tard, lorsque dominèrent les idées de Broussais, on saigna tous les sitiophobes, mais le résultat en fut souvent déplorable. Marcé réduit à sa juste valeur un procédé thérapeutique dont on a tant abusé et en restreint l'emploi à des cas spéciaux, d'ailleurs exceptionnels : « La sitiophobie pouvant avoir son point de départ dans un état congestif ou hypérémique du cerveau ; une déplétion sanguine générale ou locale, au moyen de sangsues derrière les oreilles, peut modifier la situation (1) ».

Depuis Esquirol, la sonde œsophagienne a subi de nombreuses modifications ; nous allons les passer en revue en les divisant, pour la commodité de l'étude, en deux groupes. Dans un premier groupe, nous placerons les instruments qui portent les liquides alimentaires dans le pharynx, et nous distinguerons à ce propos deux voies, la voie nasale et la voie buccale : dans un deuxième groupe nous rangerons les appareils qui font pénétrer les liquides jusque dans l'estomac.

TUBES PHARINGIENS. — *Voie nasale.* — C'est par le nez que Falret père faisait passer une sonde de femme en argent pour alimenter ses sitiophobes ; c'est la même voie, nous l'avons vu, que suivait Esquirol avec sa sonde en gomme.

Voie buccale. — Pour pénétrer dans la cavité buccale, on peut employer des tubes rigides ou sou-

(1) MOREL, Traité des maladies mentales, p. 708.

ples ; citons, comme tube rigide, le biberon de Poussin constitué par un vase ordinaire en étain se fermant hermétiquement au moyen d'un couvercle et muni d'un long bec obliquement ascendant. Ce biberon, modifié par M. Magnan, qui a ajouté à l'extrémité du bec un bout de métal résistant, peut rendre de grands services quand il s'agit de sitiophobes qui n'opposent qu'une légère résistance à l'alimentation forcée ; il n'en est pas de même de ceux, et ils sont nombreux, qui s'opposent de toutes leurs forces à l'écartement de leurs mâchoires, et qui, lorsqu'on est parvenu à franchir cet obstacle, coupent la sonde avec leurs dents ou blessent les doigts de l'opérateur.

C'est pour remédier à ces inconvénients que l'on a proposé toute une série de baillons ou ouvre-bouche, parmi lesquels nous citerons le morillon en bois de M. Bougard de Bruxelles, le baillon biberon de M. Belhomme, la bouche d'argent de M. Billod et surtout le speculum laryngien de Labordette que nous avons vu donner d'excellents résultats entre les mains de M. Auguste Voisin.

TUBES ŒSOPHAGIENS. — L'emploi de ces divers instruments suppose que le réflexe de la déglutition peut se produire ; or, chez quelques sitiophobes, ce réflexe n'existe plus ; pour alimenter ces derniers, il est donc nécessaire de pratiquer le cathétérisme de l'œsophage. A cette indication répondent les sondes œsophagiennes avec ou sans mandrin; citons la sonde de M. Baillarger à double mandrin et à obturateur; celle de M. Blanche à mandrin articulé, et la sonde à demeure de M. Leuret, composée d'intestins de moutons, emboîtés les uns dans les autres et dont l'extrémité supérieure émergeant hors de la narine recevait deux fois par jour le goulot d'un entonnoir par lequel on faisait passer les liquides alimentaires. Mentionnons également la modification apportée en 1877 à la sonde œsophagienne par M. Cotard, qui proposait de donner à l'extrémité une légère courbure permanente pour faciliter le changement de direction de la sonde en bas au moment où, après avoir franchi les fosses nasales, elle vient buter contre la paroi du pharynx.

Les sondes élastiques et les sondes à mandrin métallique présentent comme principal inconvénient d'exposer aux érosions multiples de la muqueuse des voies digestives, et cela chez des sujets affaiblis, dont les tissus suppurent facilement et exigent une longue réparation. Aussi voit-on l'extrémité de la sonde s'engager parfois dans une des nombreuses lacunes dont est parsemée la muqueuse pharyngienne à sa partie supérieure ; il arrive même que la muqueuse soit perforée et que l'instrument s'engage dans le tissu cellulaire rétro-pharyngien, d'où inflammation consécutive et accidents mortels : témoin ce malade de M. Baillarger, chez lequel une injection alimentaire fut suivie d'un gonflement emphysémateux considérable, de suppuration et de mort, et dont l'autopsie révéla une déchirure du pharynx et une infiltration purulente allant jusqu'au diaphragme.

De tels accidents ne pourront arriver avec des sondes extrêmement malléables, comme l'est, par exemple, le tube de Faucher; nous donnerons donc la préférence à ce dernier, sur lequel nous aurons l'occasion de revenir plus loin.

Les procédés que nous venons d'énumérer permettent tous de faire pénétrer des liquides alimentaires dans l'estomac, mais leur emploi est subordonné à l'intégrité de la muqueuse gastrique. Or, nous avons vu dans le chapitre précédent que, chez beaucoup de sitiophobes et particulièrement chez les mélancoliques, les troubles gastriques sont souvent très accentués; c'est dire qu'en pareil cas l'alimentation forcée ne donnera que des résultats insuffisants, si on ne modifie pas au préalable l'état des voies digestives. Le lavage de l'estomac, comme le montrent nos observations, donne ici de bons résultats.

C'est M. Régis qui, le premier, a proposé, en 1881, à la Société médico-psychologique, le lavage de l'estomac chez les sitiophobes à l'aide de la pompe stomacale de Küssmaul : « De nombreux mélancoliques et hypocondriaques, ou même des maniaques agités, repoussent la nourriture parce qu'ils ont de l'embarras gastrique et de l'anorexie. Chez les jeûneurs de cette catégorie, on aura avantage, lorsque la chose est possible, à essayer les lavages de l'estomac, à l'aide de la pompe stomacale. » Les nombreux accidents déterminés par cette pompe et signalés un peu partout, tels que hémorrhagie, déchirures de la muqueuse entraînée dans les yeux de la sonde, l'ont vite fait tomber dans l'oubli ; M. Régis l'a abandonnée depuis longtemps et l'a remplacée par un simple tube de Faucher qu'il adapte, au moyen d'un ajutage en verre, à l'extrémité d'une sonde en caoutchouc à parois assez épaisses.

M. Raspail, dans sa thèse inaugurale de 1886, parle de l'emploi du siphon pour le lavage, mais en y adjoignant au tiers inférieur une ampoule en baudruche : « A l'état de vacuité, elle ne gêne en rien l'introduction de l'instrument et peut ensuite se gonfler à volonté au moyen d'un tube fin logé dans l'épaisseur même des parois de la sonde et émergeant à sa partie supérieure. Le mécanisme de l'instrument est simple : lorsqu'on n'est pas certain d'être dans l'œsophage, on insuffle au moyen d'une poire en caoutchouc de l'air dans l'ampoule ; celle-ci se dilate et bouche hermétiquement à son niveau le conduit dans lequel elle se trouve ; si c'est la trachée, la respiration s'arrête aussitôt et la fausse route est reconnue ; si c'est l'œsophage, rien d'anormal ne se produit et l'on peut en toute sécurité procéder à l'injection des aliments. » Cette modification, qui répond, comme on le voit, de la part de l'auteur à la crainte des fausses routes, est aujourd'hui à peu près complètement abandonnée.

Le tube de Faucher qui a été constamment employé pour le lavage de nos malades, a l'avantage d'être beaucoup plus simple, tout en permettant de se rendre compte du chemin parcouru ; on peut d'ailleurs le passer facilement par le nez et il présente sur la sonde œsophagienne l'avantage de ne pouvoir osciller dans les fosses nasales et provoquer ainsi de chatouillement désagréable. Etant en caoutchouc mou, il ne peut blesser les cornets inférieurs et sa grosseur rend son introduction dans les voies aériennes moins facile, en ce qu'elle ne peut passer inaperçue ; c'est là un accident qui n'arrive que trop souvent avec les sondes œsophagiennes fines dont la rigidité se prête mal à la courbure naso-pharyngienne. Ajoutons qu'avec cet appareil l'alimentation ne nécessite aucun déplacement du tube : après écoulement du liquide de lavage, on remplit l'entonnoir de liquides alimentaires et on le laisse se vider sans l'abaisser, puisqu'on n'a plus à conserver l'amorçage du siphon.

Une simple pression du tube permet d'ailleurs de modérer ou d'arrêter l'écoulement qui n'est pas brutal comme le jet d'un Eguisier ; cet argument n'est pas sans valeur si l'on songe, d'une part à la facilité des fausses routes, et de l'autre au mauvais état de la muqueuse gastrique de la plupart des sitiophobes.

Manuel opératoire. — Voici en détail le manuel opératoire du cathétérisme par les fosses nasales ; nous en avons puisé les préceptes principaux dans les divers auteurs, en y ajoutant certaines règles que notre pratique personnelle nous a suggérées.

Nous traiterons successivement : 1° de la meilleure position à donner au malade ; 2° des précautions préliminaires ; 3° du cathétérisme en lui-même ; 4° des signes qui permettent de reconnaître si la sonde est dans l'estomac ou si au contraire elle a pénétré dans les voies aériennes ; 5° enfin du nombre de lavages pratiqués par jour en indiquant la quantité de liquide employée et sa composition.

Position à donner au malade. — Le malade peut être assis ou couché dans son lit ; s'il est couché, il faut avoir le soin de lui maintenir la tête assez élevée à l'aide d'oreillers, pour éviter la pénétration possible dans les voies aériennes des liquides alimentaires, s'il survenait des vomissements au moment de leur introduction dans l'estomac.

Précautions préliminaires. — Nous conseillons d'employer le tube de Faucher n° 1 qui présente un diamètre de 0,008 ; le passage de ce tube dans le nez s'effectue généralement avec la plus grande facilité.

Il faut s'assurer de la perméabilité de la sonde en y versant un peu d'eau, afin de la débarrasser des dépôts alimentaires que les lavages précédents ont pu y accumuler, et le tremper, avant l'introduction, dans de l'eau de Vichy ou dans du lait pour faciliter son glissement. On doit également veiller à la liberté des fosses nasales et les débarrasser, par des moyens appropriés, du mucus et des corps étrangers, tels que cailloux, mie de pain, qui peuvent les encombrer.

Si le malade est agité, il faut éviter autant que possible d'avoir recours aux moyens violents et en particulier à la camisole de force : il est toujours préférable de faire maintenir le patient par des aides habitués en quantité suffisante. Nous conseillons d'ailleurs de procéder à l'opération en dehors de la vue des autres malades (dans un cas nous avons eu à lutter avec l'obstination d'une malade qui assistait à une séance de lavage et cherchait à chaque instant à nous arracher des mains le tube de Faucher) ; c'est, ce nous semble, un bon moyen d'éviter la sitiophobie par imitation. Il convient aussi de cacher au malade les divers temps de l'opération afin de l'empêcher de s'opposer, au moins en partie, aux difficultés qu'elle peut présenter.

Cathéterisme. — Après s'être assuré du bon fonctionnement du tube, l'opérateur le prend de la main droite comme un plume à écrire, à quelques centimètres de son extrémité, et le fait pénétrer doucement dans la narine qu'il a choisie, en ayant le soin d'appuyer sur la partie inférieure du méat ; il le fait ainsi arriver jusqu'au pharynx. Ce premier temps n'offre en général aucune difficulté, sauf dans certains cas spéciaux, tels que : étroitesse congénitale des deux narines, coryza caséeux, ulcérations, etc. Il en est de même d'ailleurs du second temps pendant lequel la sonde franchit la portion nasale du pharynx pour aboutir à la base de la langue, le tube de Faucher, en raison de sa flexibilité, se prêtant facilement à ce changement de direction.

La difficulté ne commence guère que maintenant ; il est en effet un obstacle contre lequel on se heurte assez souvent chez les sitiophobes soumis à l'alimentation forcée, c'est l'application de la base de la langue contre la paroi postérieure du pharynx. Certains malades, pour empêcher le passage de la sonde, maintiennent leur langue dans cette position avec une force et une insistance extraordinaires, ce qui ne les empêche pas d'ailleurs de faire de petites inspirations. Or, qu'arrive-t-il si l'on cherche à pénétrer en appuyant fortement la sonde contre la base de la langue, de façon à la faire glisser entre elle et la paroi du pharynx ? La sonde se courbe en deux et vient en général se pelotonner dans la cavité buccale. On comprend le danger que peut courir le malade, si l'opérateur, ne sentant plus de résistance et se croyant dans l'œsophage, verse du liquide dans l'entonnoir ; l'asphyxie est imminente à moins que le malade ne brise la sonde entre ses dents ou ne se décide à ouvrir la bouche pour rejeter à la fois le liquide et la sonde. Il faut donc, lorsqu'on se trouve en présence d'un sitiophobe qui fait tous ses efforts pour ne pas avaler le tube, n'employer en aucun cas la force ; il y a lieu de se contenter de quelques tentatives modérées de pression et d'attendre que le malade exécute un mouvement de déglutition.

Lorsque ce mouvement se produit, le tube qui ne trouve plus de point d'appui glisse dans l'œsophage, et il suffit de le pousser plus avant ; mais parfois ce mouvement se fait longtemps attendre et l'on est obligé de le provoquer. Il faut alors écarter avec le doigt l'une des commissures labiales et verser un peu d'eau dans la bouche ; on peut également injecter rapidement de l'eau dans le pharynx du malade par la narine restée libre : il se produit ainsi un mouvement presque involontaire de déglutition dont il faut profiter au plus vite pour faire pénétrer le tube jusque dans l'œsophage.

L'opération principale est terminée ; mais, avant d'adapter l'entonnoir pour y verser des liquides alimentaires, il faut se demander si le tube est dans l'œsophage ou dans les voies aériennes. C'est là un diagnostic qu'il est important d'établir, d'autant plus que certains sitiophobes, pour faire faire fausse route à l'opérateur, poussent des cris continuels et ouvrent ainsi largement leur glotte dans laquelle le tube s'engage tout naturellement.

Signes qui permettent de reconnaître si le tube est dans l'œsophage. — Si le tube est dans l'œsophage, lorsqu'on lui imprime des mouvements, on le sent glisser avec la plus grande facilité et sans frottement rude sur un conduit lisse et uni ; si, au contraire, il a pénétré dans les voies aériennes, on ne peut le faire progresser sans le heurter aux aspérités du conduit, l'épiglotte d'abord, puis les cordes vocales et enfin l'éperon de la trachée sur lequel se produit un ressaut.

La respiration, si on est dans l'œsophage, continue en général à s'effectuer d'une façon normale ; la voix est libre et nette, et il sort à l'extrémité du tube des bulles de gaz provenant de l'estomac et très reconnaissables à leur odeur caractéristique, à l'irrégularité de leur expulsion et au bruit de glouglou dont elles sont accompagnées. Il n'en est pas de même si on est dans le larynx ; la voix devient alors difficile, anxieuse, rauque, et les bulles de gaz qui viennent éclater à l'extrémité du tube sont inodores, s'échappent avec une certaine violence comme d'un soufflet et suivent les mouvements alternatifs d'inspiration et d'expiration.

Si, dans la plupart des cas, le diagnostic est facile, en se fondant sur les signes que nous venons d'énumérer, il en est quelques-uns où il devient très difficile. Certains malades présentent en effet de la dyspnée au moment de l'introduction du tube dans l'estomac : les yeux sont injectés, la figure est rouge, des nausées se produisent, et, si l'on injecte des liquides alimentaires, ils provoquent un véritable accès de suffocation qui peut faire penser à la pénétration de l'instrument dans le larynx. Cet accès, qui peut dépendre d'un état d'intolérance de l'estomac, est le plus souvent lié à la volonté du malade qui, sous l'influence d'efforts spontanés, en arrive à simuler une véritable suffocation avec accès violents de toux et congestion intense de la face. Le mieux, dans ce dernier cas, nous semble d'attendre quelques minutes, le malade ne tardant pas à se fatiguer : ajoutons que la dyspnée produite par l'arrivée du tube est elle-même de courte durée et cède le plus souvent à l'introduction dans l'estomac de quelques gouttes de liquide.

Certains mélancoliques présentent également un degré d'anesthésie si prononcé, que la pénétration accidentelle du tube dans les voies aériennes ne s'accompagne d'aucun phénomène de réaction violente, et peut passer inaperçue au point de donner une fausse sécurité à l'opérateur qui n'hésite pas à pratiquer le lavage. Aussi nous semble-t-il nécessaire auparavant de laisser couler quelques gouttes de liquide dans l'appareil afin de voir s'il survient des quintes de toux violentes avec congestion de la face et efforts pour expuer le liquide. Dans les cas difficiles, on pourra de même boucher avec le pouce l'extrémité du tube : les symptômes d'asphyxie, s'ils surviennent, seront une preuve que l'on n'est pas dans l'œsophage.

Lavage. — Ces précautions bien prises, il ne reste plus qu'à adapter l'entonnoir au tube de Faucher et à y verser le liquide destiné au lavage. Nous n'insisterons pas sur cette opération décrite un peu partout ; disons seulement que chez les malades qui font l'objet de nos observations on n'a jamais pratiqué moins de deux lavages par jour et plus de trois. Quant à la quantité de liquide, elle a rarement dépassé deux litres ; c'est une solution de bicarbonate de soude à cinq pour mille qui a servi dans tous les cas.

Chaque lavage a été suivi du gavage, tel qu'on le pratique journellement dans les hôpitaux. Cette suralimentation était tout indiquée chez nos malades, si l'on songe que les maniaques, par suite de l'agitation continuelle dans laquelle ils vivent, ont besoin d'une nourriture abondante pour supporter la lutte, et que les mélancoliques sont des aliénés, ceux qui se trouvent le plus exposés à la tuberculose, par le fait même de la déchéance de leurs fonctions de nutrition. C'est en effet la tuberculose qui constitue, avec le suicide, la fin la plus habituelle des mélancoliques.

CHAPITRE III

EFFETS DU LAVAGE

Nous allons maintenant essayer de montrer, à l'aide des faits que nous avons pu réunir, l'efficacité du traitement de la sitiophobie par le lavage, traitement qui a également modifié, comme nous le verrons, l'état mental de la plupart de nos malades. Après avoir passé en revue les différentes formes d'aliénation auxquelles nous avons eu affaire, nous discuterons la valeur des résultats obtenus dans chacune d'elles, et nous indiquerons les causes qui ont pu influer sur le succès ou l'insuccès de nos manœuvres.

Nous passerons ensuite à l'étude du symptôme mélancolie que l'on retrouve dans toutes nos observations ; nous le décomposerons en troubles physiques et mentaux dont nous rechercherons le rapport mutuel, et nous en tirerons les indications du lavage.

Neuf de nos malades présentaient du délire mélancolique ; chez deux d'entre elles nous avons noté des accidents alcooliques surajoutés, mais n'occupant que le second plan ; chez l'une encore (observation III) les excès alcooliques remontaient à une date telle qu'ils n'ont pu par eux-mêmes influer directement sur la marche de la sitiophobie ; la guérison de cette complication n'a donc pas coïncidé avec la fin de l'élimination du toxique et doit être attribuée au lavage. En supposant même que le ralentissement des fonctions dû à l'état mélancolique ait pu retarder cette élimination, nous croyons difficile qu'elle ait pu durer trois mois.

En dehors du délire alcoolique et des hallucinations particulières de la vue auxquelles il donne naissance, telles que visions sombres d'animaux *multiples, mobiles et muets*, nous avons noté, chez trois de nos mélancoliques, des idées de persécution qu'il ne faut pas confondre avec le délire des persécutions de Lasègue « *primitif, systématisé, progressif et divergent* ; c'est à ces idées qu'il faut rapporter les craintes d'empoisonnement qui, jointes aux troubles gastriques, ont provoqué le refus d'aliments.

La forme anxieuse avec délire actif et agitation existait chez 4 de nos mélancoliques ; 3 ont guéri d'une façon définitive, l'autre a recommencé à manger, mais son état mental s'est aggravé, ce qui tient à l'évolution naturelle de son délire, si l'on considère la multiplicité de ses antécédents héréditaires. D'une façon générale en effet, les résultats obtenus ont été en raison inverse des antécédents héréditaires de nos malades : 6 ont été guéries définitivement de leur sitiophobie et de leurs idées mélancoliques ; or ce sont précisément celles chez lesquelles nous n'avons trouvé aucune tare héréditaire. Sur les 3 autres, 2 ont eu des rechutes de leur sitiophobie et n'ont été qu'améliorées au point de vue psychique ; il est vrai de dire que, malgré des antécédents héréditaires négatifs, ces malades présentaient quelques stigmates physiques de dégénérescence ; quant à la 3me elle n'a été guérie que de sa sitiophobie, l'état mental étant resté stationnaire ou s'étant même aggravé (dédoublement de la personnalité).

Dans la forme dépressive, sur cinq de nos malades, nous en avons eu trois avec stupeur et deux avec préoccupations mystiques : parmi les mélancoliques stupides, une est sortie guérie, l'autre est sur le point de sortir et n'est maintenue à la Salpêtrière qu'en raison de ses idées de suicide antérieures ; leur refus d'aliments nous a paru relever de l'aboulie jointe à la perte de la sensation de la faim. Quant à la troisième, elle a eu plusieurs accès de sitiophobie qui ont été traités et guéris par le lavage, mais l'état mental n'a pas été modifié ; au contraire nous avons vu se développer successivement des idées de ruine, de négation partielle, puis totale, qui constituent le *délire systématisé secondaire* décrit par M. Cotard : cette malade avait d'ailleurs des antécédents héréditaires du côté maternel.

Nos deux mélancoliques mystiques refusaient les aliments dans un but de macération religieuse ; une seule a été guérie, mais avec persistance d'accidents hystériformes pour lesquels elle avait été antérieurement traitée dans le service de M. Charcot ; l'autre également hystérique mais aussi porteuse de stigmates physiques de dégénérescence héréditaire probable, a présenté à plusieurs reprises de la sitiophobie. Dans un certain nombre de ces accès, on a pratiqué l'alimentation artificielle seule qui n'a pas donné de résultat favorable ; les lavages ont au contraire paru chaque fois abréger la durée de l'accès. Cette malade présentait tous les signes d'une dilatation de l'estomac.

Nos sept dernières observations se décomposent comme il suit : un cas de folie circulaire, un cas d'excitation maniaque chez une hystérique, trois cas de débilité mentale avec impulsions morbides et deux cas de paralysie générale à forme hypocondriaque. Notre cas de folie circulaire nous servira de transition entre les formes dépressives précédentes et les formes maniaques ; c'est en effet au cours de ses accès de stupeur que notre malade refusait les aliments ; chez elle, nous avons en outre noté des stigmates d'hystérie ; les résultats obtenus n'ont d'ailleurs été qu'incomplets, car la sitiophobie est revenue avec les périodes de dépression ; les accès ont seulement été moins longs avec les lavages.

La malade suivante a présenté, au contraire, un refus d'aliments pendant un accès d'agitation maniaque qui a coïncidé avec un état gastrique accompagné d'ictère; sitiophobie et ictère ont cédé en quelques jours ; l'état maniaque lui-même a bientôt cédé, et la malade, sortie, revient régulièrement à la consultation externe où elle suit le traitement de l'hystérie (bromure et douches).

Sur les trois cas de débilité mentale, deux ont présenté de la sitiophobie passagère relevant dans le premier cas d'une impulsion morbide et peut-être aussi de l'imitation ; chez la deuxième, le retour à l'alimentation spontanée a coïncidé avec la fin des règles et la disparition de l'excitation ; les effets du lavage ici sont donc discutables. Quant à la troisième, la persistance du refus d'aliments d'une part, en dépit des lavages, et la tuberculose pulmonaire avancée d'autre part, ne pouvaient nous laisser de grandes espérances.

Il n'en était pas de même de prime abord des malades de nos deux dernières observations qui, à leur entrée dans les salles, présentaient les symptômes d'un état mélancolique à forme dépressive avec état saburral des voies digestives ; nous n'avons cependant obtenu aucun résultat et nous avons été obligé de renoncer aux lavages. La raison de cet échec nous a été donnée plus tard par l'apparition des symptômes de la paralysie générale ; dans la dernière observation, où ces symptômes n'étaient pas au complet, l'autopsie a confirmé le diagnostic de méningo-encéphalite diffuse ; la malade est morte de pneumonie. Rappelons ici que M. Baillager a signalé combien la sitiophobie est rebelle chez les paralytiques ; nos observations viennent à l'appui de cette proposition. La cause en est certainement dans ce fait que, dans cette classe de malades, les lésions organiques qui dominent la scène sont centrales : il n'en est pas de même de nos autres malades, chez lesquelles la répulsion instinctive et insurmontable pour les aliments était surtout d'origine périphérique, c'est-à-dire liée à l'anorexie, l'embarras gastrique, etc. ; c'est ce qui explique les succès que nous avons obtenus.

Abordons maintenant l'étude du symptôme mélancolie. Quelles qu'aient été les maladies mentales auxquelles nous avons eu affaire, le symptôme dominant a toujours été un état mélancolique : c'est que, à part les cas de délire mélancolique systématisé, « la mélancolie ne constitue pas une entité morbide occupant une place à part dans le cadre nosologique ; elle correspond à des conditions morbides de l'intelligence qui peuvent reconnaître les origines les plus diverses, et qui participent à l'expression symptômatique d'un grand nombre de maladies mentales. » (1)

Mais ce symptôme mélancolie peut se décomposer en deux facteurs : d'une part, la perturbation de l'intelligence, d'autre part, l'état physique qui « est tellement caractérisé qu'il suffit à lui seul pour constituer un titre à part. »

De tous les troubles physiques, les plus importants, suivant nous, sont les troubles digestifs, en ce qu'ils sont les premiers en date et en ce qu'ils tiennent sous leur dépendance directe les désordres généraux de la nutrition. Ces désordres se ramènent à un ralentissement dans tous les échanges de l'économie, aussi le contre-coup s'en fait-il sentir dans chaque sphère fonctionnelle.

L'apathie du mélancolique, la difficulté avec laquelle il parle et réagit aux différentes excitations, ne sont que l'expression symptômatique de ces troubles ; il en est de même des parésies musculaires et de la diminution des sécrétions ; en particulier l'anorexie et la sitiophobie résultent des désordres des sécrétions gastriques. Quant aux perturbations de la sensibilité viscérale, qu'il nous suffise de citer ici les propres réponses d'une de nos malades : « Je n'ai plus d'estomac : je n'ai jamais la sensation d'avoir faim. Quand je mange, je sens bien le goût

(1) Ball. Traité des maladies mentales, p. 220.

des aliments, mais quand ils sont au gosier, je ne sens plus rien ; il me semble qu'ils tombent dans un trou. Autrefois je sentais, lorsqu'ils descendaient dans l'estomac, s'ils étaient chauds ou froids ; je ne sens plus rien comme avant. »

Les troubles de la circulation sont également très marqués et nous avons noté chez la plupart de nos malades du refroidissement des extrémités ou de la cyanose, ainsi que le ralentissement de la respiration et du pouls. Le thermomètre nous a également donné dans la plupart des cas un abaissement de température de près de un degré.

Les conséquences générales de cette dénutrition sont : l'anémie, la chlorose et la tuberculose.

Les troubles psychiques qu'on a pu appeler « un vertige de l'intelligence » consistent en un malaise intense, une impression de tristesse profonde sans motif extérieur ; ces troubles peuvent se manifester par un état dépressif ou anxieux avec ou sans hallucinations de l'odorat, du goût, de la sensibilité générale et surtout de l'ouïe. Les hallucinations de la vue elles-mêmes peuvent intervenir, particulièrement dans les cas d'alcoolisme concomitant.

Les conceptions délirantes qui en résultent sont dans un rapport constant avec les troubles physiques et en particulier ceux de la digestion, ainsi qu'il résulte de nos observations. Comme l'a dit fort justement Maudsley « chaque organe intérieur a une action spécifique sur le cerveau, action dont le résultat conscient est une certaine modification du mode ou du ton de l'esprit. Nous ne sommes point directement conscients de cette action physiologique, en tant que sensation définie, mais ses effets n'en sont pas moins attestés par certains états dont nous ne pouvons nous rendre aisément compte. En réalité, ces effets organiques du consensus physiologique des organes déterminent notre nature affective ; son ton est le produit harmonique ou discordant de leurs rapports complexes, et la quantité de force que nous développons, de même que les couleurs sous lesquelles nous voyons la vie, ont en eux leur fondement. »

Il semble donc qu'il y ait une relation entre le délire hypocondriaque et les troubles viscéraux ; peut-être est-ce là le substratum anatomique qui constitue la raison d'être des idées de négation de ces malades. Le sentiment d'obstruction ou d'absence de leurs organes ne pourrait-il tenir à des modifications plus ou moins profondes de leurs sensations viscérales, ce sentiment répondant à des perturbations réelles : il est permis de penser que oui.

L'analyse de l'état du mélancolique démontre l'antériorité des altérations de la constitution physique, « les troubles émotionnels secondaires n'éclatent qu'à la suite d'influences déprimantes variables et de phénomènes pénibles, tels que spasmes viscéraux. » Contentons-nous de rappeler ici les paroles de M. Falret au congrès international de 1878 : « Chez les mélancoliques, les idées de négation et le refus d'aliments tiennent non seulement au délire qui leur fait croire qu'ils n'ont plus de bouche ni d'intestin, mais aussi à l'état général de la nutrition..... et à l'état local du tube digestif qui leur donne un dégoût absolu de la nourriture. »

D'après tout ce qui précède, nous nous croyons autorisé à dire que le lavage de l'estomac est formellement indiqué dans tous les cas d'aliénation mentale accompagnée d'état mélancolique et compliquée de sitiophobie. Chez les mélancoliques simples, sans antécédents héréditaires chargés, on obtiendra la plupart du temps la guérison à la fois de la sitiophobie et de la mélancolie. Chez les héréditaires, on obtiendra souvent le retour à l'alimentation spontanée ; dans quelques cas même l'état mental pourra être sinon guéri, du moins heureusement modifié ; chez les circulaires, on pourra ainsi abréger la période délirante ; enfin, même chez les cachectiques et les paralytiques à forme hypocondriaque, si le refus d'aliments persiste, l'assimilation des matières nutritives se fera mieux après le lavage, surtout si on y ajoute une médication appropriée.

Même chez les mélancoliques non sitiophobes, le lavage, en améliorant les voies digestives et en déterminant, pour ainsi dire, une dérivation physique salutaire, pourra peut-être amener la guérison, ou tout au moins l'atténuation des symptômes morbides.

OBSERVATIONS

OBSERVATION I (*résumée*). *De M. Mabit, extraite des Annales médico-psychologiques.*

SOMMAIRE. — *Hystérie. — Accidents mélancoliques anciens. — Accès de lypémanie avec hallucinations de nature terrifiante. — Etat fébrile. — Sitiophobie et vomissements dus à un état saburral intense des voies digestives. — Imminence de la mort par inanition. — Lavages de l'estomac. — Amélioration rapide.*

Mlle G..., âgée de vingt-trois ans, la plus jeune de huit enfants.

Antécédents héréditaires. — Le père est mort à la suite d'un accident.

La mère souffre depuis longtemps de névralgies intenses reparaissant sous l'influence de la moindre émotion.

Antécédents personnels. — Rien de particulier à signaler pendant l'enfance de la malade, sauf qu'elle était nerveuse et d'une santé assez délicate.

Il y a environ trois ans (elle habitait alors la Bretagne), elle manifesta l'intention arrêtée d'entrer dans un couvent.

Sur le refus de sa famille, Mlle G... tomba dans un état de tristesse profonde ; elle était lasse de l'existence, refusait de manger et paraissait tout à fait étrangère à ce qui se passait autour d'elle. Un médecin consulté conseilla des distractions et la malade fut envoyée à Paris auprès d'une de ses sœurs. La mélancolie se dissipa en quelques semaines, mais le caractère de Mlle G... devint de plus en plus difficile et à cette époque apparurent pour la première fois des attaques d'hystérie très nettes. De retour en Bretagne, dans sa famille, elle insista tellement pour entrer dans un couvent, que sa mère finit par y consentir. Elle partit donc pour Paris et entra dans le couvent de X.

Environ six mois après, vers la fin d'avril 1881, la famille était avertie par une lettre de la supérieure que Mlle G... était très exaltée et qu'on ne pouvait la garder plus longtemps dans la communauté. Une de ses sœurs, accourue en hâte, la trouva en pleine agitation maniaque, vociférant, déchirant ses vêtements, ne reconnaissant personne et en proie à des hallucinations de l'ouïe et de la vue de nature terrifiante.

Elle entre le 2 mai 1881 au pensionnat de Ville-Evrard dans le service du docteur de Lemaëstre, directeur-médecin en chef.

La malade est dans un état d'anxiété extrême : elle pousse des cris, des gémissements, supplie qu'on ne lui fasse rien, qu'on la laisse partir, jure qu'elle est innocente, qu'elle est bonne républicaine, etc. Etat fébrile très marqué (l'agitation de la malade ne permet pas de prendre la température), langue sèche, herpès labial. Elle a refusé toute nourriture depuis deux jours.

4 *mai*. — Même état. Introduction dans l'estomac, au moyen de la sonde œsophagienne, d'une solution de 40 grammes de sulfate de magnésie. Selles abondantes

dans l'après-midi. Vers le soir, la malade prend quelques cuillerées de bouillon.

A 8 heures 1/2, injection hypodermique de 2 centigrammes de morphine. A dix heures, nous sommes appelé auprès de Mlle G... que nous trouvons dans le coma. Les yeux sont convulsés, le nez pincé, la bouche entr'ouverte, les extrémités froides et cyanosées, quatre inspirations par minute, cœur imperceptible, pupilles punctiformes. Nous apprenons que la malade est restée agitée pendant quelques instants après l'injection de morphine, qu'elle a eu quelques nausées et quelques vomituritions, après quoi elle s'était endormie. Sinapismes, frictions énergiques sur tout le corps, électrisation des muscles inspirateurs, café alcoolisé à l'intérieur ; ce n'est qu'à six heures que la malade revint à elle.

5 *mai*. — La malade est assoupie ; elle dort paisiblement toute la journée. Le soir, la même agitation revient avec la même intensité que la veille.

6, 7, 8, 9, 10 *mai*. — Grande agitation, paroles incohérentes, la température oscille entre 38°8 le matin et 39°5 le soir. Pouls 96. Injections alimentaires avec la sonde œsophagienne (lait, bouillon, œufs, potion de Todd, vin de quinquina) ; le tout est rejeté quelques secondes après, quelque précaution que l'on prenne de donner ces aliments presque glacés et par petites quantités.

11 *mai*. — Les vomissements continuent, faiblesse extrême ; les premières voies digestives sont recouvertes d'un enduit épais d'une odeur fétide ; elles sont dans un tel état de sécheresse que les mouvements de déglutition sont impossibles. Pouls filiforme. Température le matin 38°. Pouls 100. Température le soir 39°5. Pouls 116.

12 *mai*. — En présence de l'état saburral des voies digestives et de l'affaiblissement progressif de la malade, nous

nous décidons, en désespoir de cause, à pratiquer des lavages de l'estomac avec l'appareil Faucher, le seul que nous ayons sous la main. Le premier lavage est fait à 4 heures; l'opération est difficile et longue parce que la malade se débat et essaie de mordre. Le liquide introduit dans l'estomac (3 grammes de sel de Vichy dans un litre d'eau) ressort fortement coloré en vert et rempli de débris épithéliaux et de mucus. Quatre heures après nouveau lavage, suivi d'une injection de 500 grammes de lait additionné d'une potion de Todd de 60 grammes et d'un gramme de pepsine. Il n'y a pas de vomissements. Le matin, température 38°, pouls 100; le soir, température 39°8, pouls, 120. Un lavement alimentaire pepsiné.

13, 14, 15 *mai*. — Trois lavages par jour, celui du matin et celui du soir suivis chacun d'une injection de 600 grammes de lait pepsiné. Pas de vomissements. Le matin, température 37°4; le soir, 37°8.

16 *mai*. — La malade a pu prendre deux tasses de lait. — Deux lavages seulement suivis d'injections alimentaires. — Le facies est bon, la bouche propre, la langue humide. — Plus de fièvre.

17 *mai*. — Deux lavages; les injections alimentaires sont supprimées; la malade prend toute seule du chocolat, du lait, des œufs frais. — Vin de quinquina.

18, 19 *mai*. — Deux lavages par jour; même alimentation. La malade peut s'asseoir dans son lit, mais il est impossible de lui faire prononcer un mot; elle paraît triste et ne sort de son apathie que pour résister de toutes ses forces à l'opération du lavage.

20 *mai*. — Un seul lavage; le liquide ressort clair et incolore. La malade mange un peu de poulet et se lève une heure.

22 *mai*. — On cesse les lavages; la malade est en pleine

convalescence, elle mange avec appétit, dort bien, mais ne répond que par monosyllabes et à voix basse aux questions qu'on lui pose. — Elle paraît recevoir avec plaisir les visites de sa famille.

2 *juin.* — A la visite du matin, la malade sort de son mutisme pour demander à retourner dans sa famille; sa santé générale est excellente, mais il reste toujours un certain degré de mélancolie.

15 *juin.* — La malade est rendue à sa famille : l'état mental ne s'est pas amélioré d'une façon sensible.

18 *février* 1882. — Nous recevons des nouvelles de Mlle C.; il n'y a pas eu de rechute, et sa santé, au dire de sa famille, est aussi satisfaisante que possible.

Observation II (*inédite*)

Communiquée par M. le Dr Auguste Voisin,

Nesp..., 46 ans, entrée le 7 février 1888

Sommaire. — *Délire mélancolique. — Antécédents héréditaires unilatéraux. Idées de ruine et de négation partielle. — Refus d'aliments. — Lavages. — Amélioration.*

Certificat du dépôt de la Préfecture. — Délire mélancolique. — Hallucinations de l'ouïe. — Anxiété. — Idées d'indignité, de culpabilité imaginaire; croit à une influence mystérieuse et néfaste la poussant au mal; elle s'accuse d'être cause de la mort de son enfant enlevé par une méningite. Garnier.

Certificat d'admission. — Délire mélancolique. — Scrupules et culpabilité imaginaire. — Découragement. — Dégoût de la vie et tendance au suicide. Magnan.

Antécédents héréditaires. — La mère de la malade très nerveuse est morte en couches. — Un oncle maternel a été traité dans un asile d'aliénés.

Antécédents personnels. — Bonne santé habituelle antérieure. Menstruation régulière depuis l'âge de quinze ans. C'est à la suite de chagrins de famille et de surmenage physique (elle avait veillé plusieurs nuits son enfant atteint de méningite), que le délire a éclaté.

Etat physique à l'entrée. — La malade reste immobile, la tête dans ses mains, et, lorsqu'on lui parle, elle ne répond que par des gémissements ou ces mots : « Que je suis malheureuse. » Elle présente de la cyanose des extrémités, surtout accusée aux mains. Diminution de l'amplitude des mouvements respiratoires.

Pas d'asymétrie faciale. Indice céphalique normal.

Pas d'implantation vicieuse des dents. Lobule de l'oreille légèrement adhérent.

Rien à l'auscultation. — Pas de stigmates d'hystérie.

Anorexie, langue pâteuse, haleine fétide. Rétention volontaire des matières fécales et des urines ; à certains moments se produisent des débâcles et la malade fait sous elle, quoique non gâteuse.

Bientôt elle refuse les aliments en répétant qu'elle est ruinée ; quelques jours après, elle dit qu'elle n'a plus de bouche, plus d'estomac ; enfin elle se dit morte. Son état nécessite l'alimentation à la sonde pendant les mois de mars et d'avril. Pendant ce dernier mois, les lavages de l'estomac sont faits au préalable deux fois par jour ; la malade se remet à manger seule.

En août nouveau refus ; même traitement, même amélioration, ainsi qu'en novembre et février. Enfin en mai, les lavages ayant été commencés dès le début et continués presque pendant le mois entier, la malade, améliorée, a pu être rendue à sa famille.

Chaque accès de sitiophobie a pris fin après la disparition de l'état saburral des voies digestives sous l'influence des lavages.

Observation III (*Personnelle*)

Thieb..., quarante-deux ans, entrée le 18 juin 1889

Sommaire. — *Mélancolie avec idées de persécution. — Refus persistant d'aliments. — Craintes d'empoisonnement. — Lavages de l'estomac pendant un mois. — Guérison.*

Certificat de Vaucluse. — Lypémanie anxieuse avec hallucinations de la vue et de l'ouïe. — Refuse souvent les aliments et résiste à tout ce qu'on lui demande.

Brusque.

Certificat de Villejuif. — Délire mélancolique. — Idées de persécution.

Alternatives d'excitation et de dépression. — Refus d'aliments.

Briand.

Antécédents héréditaires. — Rien de particulier à signaler.

Antécédents personnels. — Il ressort des renseignements donnés par la famille que la malade, à la suite d'excès de tous genres et principalement d'excès alcooliques, a été prise d'idées délirantes de persécution, symptômatiques d'un état mélancolique anxieux ; elle a cherché à mettre le feu à sa maison et a eu plusieurs fois recours à la police sous l'influence d'hallucinations pénibles relevant probablement de son alcoolisme.

État physique à l'entrée. — La malade ne présente ni tremblement des mains, ni cauchemars nocturnes, ni hallucinations terrifiantes de la vue, mais elle a encore des troubles gastriques caractérisés par des pituites le matin et une langue pâteuse. Il semble donc que sous l'influence de l'internement, les accidents alcooliques se soient amendés en partie pour laisser la place à un état mélancolique avec dépression. Transférée successivement à Vaucluse, puis à Villejuif, elle nous arrive avec des certificats relatant tous le refus fréquent d'aliments.

Deux jours après son entrée, elle refuse tous les aliments et on est obligé de l'alimenter à la sonde; son refus semble devoir être attribué à quelques hallucinations terrifiantes de la vue, mais surtout à des hallucinations du goût (craintes d'empoisonnement).

Dans le mois de juillet on pratique les lavages, l'alimentation à la sonde n'ayant pas donné des résultats satisfaisants; après un mois de cette pratique, on observe la disparition de tous les phénomènes morbides et le retour définitif à l'alimentation spontanée.

Observation IV (*inédite*)

Communiquée par M. le Dr Auguste Voisin.
Champ..., trente cinq ans, entrée le 10 *janvier* 1880.

Sommaire. — *Lypémanie anxieuse. — Etat saburral des voies digestives. — Refus d'aliments. — Gavage et lavages de l'estomac pendant un mois. — Guérison.*

Certificat de la Préfecture. — Délire mélancolique. —

Hallucinations de l'ouïe. Craintes, terreurs, angoisse. — Elle s'imagine qu'on va la jeter en prison. — Tentatives de suicide. — Ecchymoses de la face.

GARNIER.

Certificat d'admission. — Délire mélancolique avec hallucinations. — Idées confuses de persécution. — Idées de suicide. — Insomnie.

MAGNAN.

A. P. — Fièvre typhoïde à vingt ans. — Menstruation régulière jusqu'à il y a un mois.

Etat physique à l'entrée. — Pas de stigmates de dégénérescence. Indice céphalique normal. — Refroidissement des extrémités, cyanose du nez.

A l'auscultation quelques craquements secs au sommet gauche dans la fosse sus-épineuse. — Amaigrissement. — Sueurs nocturnes. — Ni toux ni expectoration.

Etat mélancolique anxieux avec hallucinations multiples, surtout de l'ouïe. — Agitation ; elle a cherché à se suicider et c'est probablement sous l'influence d'idées semblables qu'elle refuse de manger afin de se laisser mourir d'inanition. — Constipation. — Haleine fétide.

Entrée en janvier, elle subit l'application de la sonde avec lavages pendant les mois de février et de mars ; l'état gastrique s'améliore.

En avril la malade plus calme mange seule ; l'embonpoint revient. — En mai les règles reparaissent : à ce moment les phénomènes délirants paraissent complètement éteints, l'état gastrique est satisfaisant; les signes du côté du poumon restent stationnaires.

En juin elle sort définitivement guérie.

Observation V *(inédite)*

Communiquée par M. le Dr Auguste Voisin.

Dur..., 30 *ans. Entrée le* 10 *mars* 1889.

Sommaire. — *Stupeur mélancolique. — Aboulie. — Perte de la sensation de la faim. — Nécessité de l'alimentation artificielle. — Lavages. — Amélioration.*

Certificat d'entrée. — Folie lypémaniaque à forme dépressive avec hallucinations terrifiantes.

Voisin.

Antécédents héréditaires. — Père mort alcoolique.

Antécédents personnels. — Chorée à l'âge de onze ans; rhumatisme articulaire aigu à la suite.

Etat physique à l'entrée. — Pas de signes d'hystérie. — Pas de stigmates physiques de dégénérescence héréditaire.

Rien à l'auscultation. — Anémie, menstruation irrégulière.

La malade est dans un état de dépression profonde; elle reste la journée entière inerte et somnolente, ne prêtant aucune attention à ce qui se passe autour d'elle. Elle s'abandonne aux besoins naturels sans aucune précaution; on est obligé, pour la coucher, de la déshabiller.

Elle semble avoir perdu la sensation de la faim. — Anesthésie pharyngée, on essaie en vain de l'alimenter à la cuiller.

On procède au gavage à la sonde, précédé de lavages pendant tout le mois d'avril; la malade se remet à manger seule.

Etat en juillet. — Amélioration très notable. Voici son

dernier certificat : Folie lypémaniaque à forme dépressive en voie d'amélioration ; l'état mélancolique n'a pas disparu en entier. Eu égard aux idées de suicide qu'elle a eues avant d'entrer, elle doit demeurer quelque temps encore en traitement.

VOISIN.

OBSERVATION VI (*inédite*)

Communiquée par M. le Dr Auguste Voisin

Dav..., 38 *ans. Entrée le* 18 *juin* 1889.

SOMMAIRE. — *Mélancolie anxieuse avec hallucinations de l'ouïe lui défendant de manger. Lavages de l'estomac. — Guérison de la sitiophobie. — Persistance du délire mélancolique.*

Certificat du médecin traitant. — Cette malade se livre à des actes constituant un danger pour sa personne et troublant la sécurité de ceux qui l'entourent. Ses deux sœurs ont été internées; l'une est morte, l'autre est encore à l'asile de Nogeat.

COTTÉ.

Certificat d'admission. — Délire mélancolique. Hallucination, Scrupules. Culpabilité imaginaire. Excitation, pleurs et gémissements. Insomnie. Contusions multiples sur le corps.

MAGNAN.

Antécédents héréditaires. — Père mort d'une attaque d'apoplexie.

Un oncle paternel hémiplégique.

Sa mère, nerveuse, est morte en couches; elle avait une sœur idiote.

Ses antécédents collatéraux sont caractéristiques, comme on en peut juger par le premier certificat.

Antécédents personnels. — Bien portante jusqu'à il y a deux mois. Elle a parlé tard et a appris difficilement à lire et à écrire.

Etat physique à l'entrée. — La malade est dans un état d'agitation incessant, et ne peut répondre aux questions qu'on lui pose, car elle est absorbée par des hallucinations très nettes de la vue et de l'ouïe ; elle croit reconnaître toutes les personnes qui l'entourent et parle à des intérlocuteurs imaginaires.

Hallucinations psycho-motrices ; au cours d'un interrogatoire, elle se plaint qu'on fasse parler malgré elle. — Etat gastrique.

Cette malade a fait pendant un certain temps du délire à deux avec une autre mélancolique anxieuse qui fait l'objet de l'observation suivante. — Elles avaient un délire et des hallucinations analogues ; elles se recherchaient dans la section pour gémir et répéter ensemble : « Je ne comprends pas ; pourquoi veut-on me tuer » ; elles ont commencé en même temps à refuser les aliments, toutes les deux par suite d'hallucinations impératives.

La malade qui nous occupe nous a dit un jour que, lorsqu'on lui offrait à manger, une voix lui rappelait que, si elle prenait des aliments, « cela tuerait quelqu'un. »

Nous avons dû séparer ces malades et pratiquer sur chacune d'elles l'alimentation artificielle jointe aux lavages de l'estomac. Au bout de deux mois, elles ont recommencé toutes les deux à manger seules, mais tandis que l'une, comme nous le verrons, a pu sortir peu après définitivement guérie, l'autre a conservé son délire mélancolique anxieux ; elle est encore en traitement.

Cette persistance s'explique par la multiplicité des antécédents héréditaires ; d'autre part, la présence d'hallucinations psycho-motrices indique un commencement de dédoublement de la personnalité, symptômes de chronicité et trop souvent d'incurabilité des maladies mentales.

OBSERVATION VII (*Personnelle*)

Lerr..., âgée de quarante et un ans, entrée le 28 janvier 1890.

SOMMAIRE. — *Folie lypémaniaque. — Hallucinations terrifiantes de l'ouïe. — Refus d'aliments. — Lavages. — Guérison de la sitiophobie et de la mélancolie.*

Certificat d'admission. — Délire mélancolique caractérisé par des hallucinations terrifiantes de l'ouïe. — Idées de persécution, de conspiration, de suicide ; cet état nécessite son placement immédiat.

SÉGLAS.

Certificat de quinzaine. — Folie lypémaniaque avec hallucinations terrifiantes de l'ouïe.

VOISIN.

Antécédents héréditaires. — Rien d'intéressant à signaler.

Antécédents personnels. — Bonne santé habituelle antérieure. — Trois enfants bien portants. — Menstruation régulière.

Etat physique à l'entrée. — Pas de signes d'hystérie. — Pas d'asymétrie faciale. — Indice céphalique normal.

Langue blanche et pâteuse, haleine fétide, nausées, constipation. Même attitude que la malade précédente ; grande agitation. Peu de temps après son entrée, elle a complètement cessé de prendre des aliments. Sous l'influence des lavages de l'estomac et de l'alimentation artificielle pratiqués pendant deux mois, elle a vu successivement s'améliorer l'état de ses voies digestives, disparaître définitivement sa sitiophobie et bientôt aussi ses conceptions délirantes.

Observation VIII (*Personnelle*)

Ross..., âgée de vingt-quatre ans, entrée le 10 *novembre* 1880

Sommaire. — *Etat mélancolique. — Hystérie. — Préoccupations mystiques. — Sitiophobie. — Lavages. — Guérison.*

Certificat d'entrée. — Délire mélancolique. Urgence de son placement dans une section spéciale d'aliénées.

Gilles de la Tourette.

Certificat de quinzaine. — Folie lypémaniaque. — Accidents hystériformes.

Voisin.

Accidents héréditaires. — Père et mère bien portants.

Une tante de la malade avait des crises nerveuses ; nous n'avons pu savoir s'il s'agissait d'hystérie ou d'épilepsie.

Antécédents personnels. — La malade, qui jouit d'une bonne santé habituelle, a toujours été émotive ; elle pleurait et riait souvent sans motif. Dans ces derniers temps, elle a eu plusieurs crises d'hystérie qui ont motivé son entrée dans le service de M. Charcot, où elle a été traitée par le bromure de potassium et les douches. Les conceptions délirantes datent de huit jours.

Etat physique à l'entrée. — Le malade présente des zones hystérogènes multiples à la région ovarienne, sous les seins et à l'angle de l'omoplate ; la pression sur les apophyses épineuses des vertèbres paraît très douloureuse ; il existe, de plus, de l'anesthésie du pharynx et une diminution de la sensibilité dans toute la moitié gauche du corps. — Anorexie. — Leucorrhée.

La couleur du délire est plus particulièrement d'ordre religieux ; la malade est continuellement en prières et passe la nuit à genoux sur son lit sans vouloir se coucher. C'est probablement sous l'influence de préoccupations mystiques et pour expier des péchés imaginaires qu'elle a refusé les aliments d'une façon persistante pendant les mois de décembre, janvier et février.

L'alimentation forcée pendant les deux derniers mois n'ayant donné aucun résultat et les symptômes gastriques augmentant d'intensité, on se décide, en février, à pratiquer trois fois par jour le lavage de l'estomac. Au mois de mars, l'amélioration est notable ; en avril, la malade mange seule et commence à travailler.

Le mieux se maintenant, on la rend à sa famille à la fin de mai.

Observation IX (*Personnelle*)

D..., négresse, dix-neuf ans, entrée le 20 avril 1889

Sommaire. — *Débilité mentale. — Refus d'aliment intermittent. — Lavages.*

Certificat de la Préfecture. — Débilité mentale. Frayeurs imaginaires. Idées et tentative récente de suicide. Excentricités. Propos sans suite. Croit qu'on veut lui couper la tête et les bras. Sœur morte aliénée.

Legras.

Certificat d'admission. — Débilité mentale. Dépression mélancolique. Idées et tentative de suicide.

MAGNAN.

Certificat immédiat. — Folie lypémaniaque avec hallucinations. — Perversion sexuelle d'origine hystérique.

VOISIN.

Antécédents héréditaires. — Bien que nous n'ayons aucun renseignement sur les antécédents héréditaires de cette malade, l'aliénation de la sœur permet de songer à une tare originelle commune.

Antécédents personnels. — La malade refuse de répondre aux questions qu'on lui pose : nous savons seulement par le rapport de police qu'elle poursuivait de ses obsessions sa maîtresse qui l'avait ramenée du Brésil et qui a dû la congédier; c'est à la suite de ce renvoi qu'elle a cherché la mort en se jetant dans le canal Saint-Denis.

Etat physique. — Comme signes d'hystérie, citons l'anesthésie du pharynx et le point ovarien.

Prognathisme et dolichocéphalie. — La tête petite a un indice céphalique au-dessous de la normale.

Toux sèche, sueurs nocturnes et craquements humides aux deux sommets, en avant sous la clavicule, et en arrière dans les fosses sus et sous épineuses.

Très agitée à son entrée à la Salpêtrière, la petite Deg... est tombée dans la stupeur au commencement du deuxième mois et a commencé à refuser les aliments; en même temps apparaissaient des signes de catarrhe stomacal, tels que nausées, bouche pâteuse, constipation. A la suite des lavages, la sitiophobie a disparu au bout de quelques jours, mais pour reparaître bientôt, nécessitant ainsi une nouvelle intervention d'ailleurs couronnée de succès. Le même fait s'est reproduit à maintes reprises différentes.

En somme, malgré des tentatives répétées durant toute

une année, le résultat a été très incomplet. Malgré l'adjonction successive de vin de quinquina, d'huile de foie de morue et d'arsenic aux liquides alimentaires, la malade est restée cachectique et sous le coup d'une tuberculisation progressivement envahissante.

OBSERVATION X (*inédite*)

Communiquée par M. le Dr Auguste Voisin

Dyp..., 27 ans, entrée le 12 mars 1889.

SOMMAIRE. — *Folie circulaire, alternatives d'excitation et de dépression; refus d'aliments intermittent, alimentation artificielle et lavages. — Amélioration.*

Certificat de la Préfecture. — Lypémanie caractérisée par des hallucinations terrifiantes; pleurs continuels; conceptions délirantes tristes; refus de manger.

GARNIER.

Certificat d'admission. — Dépression mélancolique, hallucinations pénibles, craintes, frayeurs, insomnie.

MAGNAN.

Antécédents héréditaires. — Père mort de congestion cérébrale à l'âge de quarante ans. — Mère nerveuse encore vivante. — Une sœur morte en bas âge de convulsions.

Antécédents personnels. — La malade très nerveuse a toujours été chétive. — Réglée à dix-sept ans. — Quelques jours avant l'entrée apparition de nombreux furoncles sur diverses parties du corps. — Rien dans les urines.

Etat physique. — Comme signe d'hystérie, points ovariens et xyphoïdien.

Indice céphalique normal. — Implantation vicieuse des dents qui sont d'ailleurs grêles et cariées.

Quelques jours après son entrée, la malade est prise d'un accès de stupeur pendant lequel elle refuse tous les aliments; on a recours à l'alimentation forcée sans lavage et au bout de quelques semaines elle se remet à manger seule.

En août. — Nouvel accès de stupeur et nouvelle sitiophobie. La malade reste immobile, l'œil fixe, insensible, en proie évidemment à un délire actif intense et à des hallucinations terrifiantes. L'état des voies digestives est caractéristique : bouche pâteuse, haleine entièrement fétide, constipation, météorisme. On commence les lavages qui au bout d'une dizaine de jours mettent fin au refus d'aliments, mais non à la stupeur dont la malade sort parfois pour se livrer à quelques mouvements brusques et inattendus, ou pour proférer quelque injure brève dont elle rit ensuite silencieusement.

A chacun des accès lypémaniaques, nous avons pu remarquer que les lavages semblaient hâter la fin de la stupeur en améliorant les voies digestives; l'accès était plus long lorsque l'alimentation forcée était pratiquée sans lavage préalable.

Observation XI (*inédite*)

Communiquée par M. le Dr Auguste Voisin

Tard..., vingt-deux ans, entrée le 10 *avril* 1880.

Sommaire. — *Manie hystérique ; père alcoolique.* — *Refus d'aliments unique.* — *Lavages.* — *Guérison.*

Certificat de placement. — Manie hystérique avec désordre absolu dans les actes et le langage.

Voisin.

Certificat d'admission. — Excitation maniaque. Incohérence dans les idées et dans les actes. Loquacité. Insomnie.

MAGNAN.

Antécédents héréditaires. — Père alcoolique. Mère bien portante. — Une sœur plus jeune également bien portante.

Antécédents personnels. — Convulsions dans l'enfance à l'époque de la première dentition.

Etat physique. — Pas d'asymétrie faciale. — Indice céphalique normal. Implantation normale des dents. La voûte palatine est un peu ogivale. Le lobule de l'oreille est peu adhérent, mais l'oreille elle-même est mal ourlée.

Comme stigmates d'hystérie, points sus et sous mammaire et ovarien.

Le tube digestif paraît mal fonctionner ; la langue est saburrale et la malade présente depuis peu de jours une teinte subictérique. Température du soir 38° 4.

La malade à son entrée parle avec volubilité ; ses phrases n'ont d'autre liaison entre elle que l'assonance.

En mai. Refus absolu d'aliments et mutisme. On pratique l'alimentation forcée en lui adjoignant les lavages de l'estomac pendant sept jours. La jeune Tard.... se remet à manger seule, l'ictère a disparu en même temps, son état mental s'améliore et elle sort guérie en octobre après six mois d'internement.

Elle suit un traitement hydrothérapique et bromuré et revient régulièrement à notre consultation externe. La guérison ne s'est pas démentie.

Observation XII (*Personnelle*)

Lall..., trente-un ans, entrée le 7 juin 1889

Sommaire. — *Dégénérescence mentale et hystérie. — Délire mélancolique mystique. — Refus d'aliments par suite d'idées probables de macération religieuse. — Alimentation forcée et lavages à plusieurs reprises; amélioration relative.*

Certificat de la préfecture. — Débilité mentale, accidents hystériformes, accès délirants avec hallucinations, préoccupations mystiques, idées de persécution. Elle prétend qu'on l'a hypnotisée pour lui apprendre à prier. Vision de spectres; terreurs, insomnie.

Garnier.

Certificat d'admission. — Débilité mentale, hallucinations et troubles de la sensibilité générale. On la magnétise, on lui fait voir tantôt Dieu, tantôt le diable.

Magnan.

Certificat de quinzaine. — Etat mélancolique anxieux, hallucinations multiples surtout de l'ouïe et de la sensibilité générale, idées vagues de suicide, refus d'aliments.

Voisin.

Antécédents héréditaires. — Ascendants paternels congestifs. Une tante maternelle aliénée. Mère rhumatisante actuellement bien portante.

Antécédents personnels. — La malade, au dire de la mère, a toujours eu un caractère fantasque; étant enfant, elle entrait dans des colères épouvantables avec état presque convulsif et sensation d'étouffement, quand on la contrariait. Mal réglée.

Etat physique. — Indice céphalique faible. Asymétrie cranio-faciale ; la voûte palatine semble également asymétrique, la suture médiane est un peu portée à droite en même temps que le côté droit est abaissé.

Boule hystérique. Clou hystérique. Point ovarien.

On trouve encore tous les signes de la dilatation d'estomac : gargouillement après boire et à la succussion, vomissements après les repas et congestion céphalique avec sensation de lourdeur au creux épigastrique, digestions difficiles et très lentes.

Peu de temps après son entrée, la malade refuse de manger ; quand on lui offre des aliments, elle les repousse en faisant des signes de croix répétés. On pratique l'alimentation forcée malgré sa résistance ; on lui fait également des lavages de l'estomac et au bout de quelques jours elle semble améliorée. Malgré ce traitement, le refus d'aliments revient bientôt ; on laisse la malade vingt-quatre heures sans alimentation ; elle ne veut rien prendre seule et a une syncope qui fait reprendre au plus vite l'alimentation artificielle.

Au cours du dernier accès de sitiophobie, on a pratiqué l'alimentation simple sans obtenir le retour à l'alimentation spontanée ; quand au contraire on a eu repris les lavages à la fin d'octobre, la malade a bientôt recommencé à manger seule.

Observation XIII (*Inédite*)

Communiquée par M. le Dr Auguste Voisin

Lang..., trente-quatre ans, entrée en mai 1889

Sommaire. — *Dégénérescence mentale. — Périodes d'excitation coïncidant avec les règles. — Refus d'aliments isolés.*

Certificat de Vaucluse. — Débilité mentale, idées confuses de persécution, instruction rudimentaire, défaut de discernement, stigmates physiques de dégénérescence. Tranquille, mais incapable de se diriger.

Brusque.

Certificat immédiat. — Troubles mentaux et moraux, perversion instinctive de nature hystérique et héréditaire ; stigmates de dégénérescence.

Voisin.

Certificat de quinzaine. — Hallucinations et accès de violence coïncidant principalement avec les périodes menstruelles.

Antécédents héréditaires. — Rien à signaler d'intéressant.

Antécédents personnels. — La malade a des habitudes de masturbation.

Réglée depuis l'âge de quatorze ans, mais d'une façon assez irrégulière ; chaque période s'accompagne de malaises variés et, depuis quelque temps, de troubles intellectuels. Instincts mauvais. Grande jalousie.

Etant enfant, elle ne cherchait pas à s'amuser avec ses compagnes et se plaisait à faire souffrir les animaux. Impulsions violentes : battait sans motif sa petite sœur au berceau, qu'on lui donnait à garder.

Etat physique. — Lobule de l'oreille sessile, pas d'ourlet en arrière. Microcéphalie avec un certain degré de prognatisme.

Comme stigmate d'hystérie, anesthésie pharyngienne La malade se plaint de temps en temps de douleurs rhumatoïdes erratiques.

La malade, entrée en mai 1889, a eu, dans le cours du premier mois, une première période d'excitation pendant laquelle elle a refusé de manger ; deux ou trois lavages ont suffi pour ramener l'alimentation spontanée.

Le calme s'est rétabli au point de permettre l'obtention d'un congé dans sa famille, mais les mois suivants ont été marqués par des alternatives de calme et d'agitation, ces dernières liées, comme l'indique le certificat de quinzaine, à des troubles de la menstruation.

Cette observation n'est donc pas concluante, l'amélioration ayant coïncidé avec la fin des règles.

Observation XIV (*Inédite*)

Communiquée par M. le Dr Auguste Voisin

Gén..., vingt-neuf ans, entrée en avril 1889

Sommaire. — *Débilité mentale, impulsions morbides, refus d'aliment isolés.*

Certificat d'internement. — Débilité mentale, hallucination de la vue, emportements furieux, impulsions, actes absurdes.

Legrand du Saulle.

Certificat d'admission. — Débilité mentale avec alternatives de dépression et d'excitation. Violences contre elle-même et son entourage.

MAGNAN.

Certificat de quinzaine. — Débilité mentale, troubles dans la sphère morale.

VOISIN.

Antécédents héréditaires. — Le père, disparu, était brutal et alcoolique; la mère a une mauvaise santé ordinaire : hernie crurale gauche et varices. Elle a eu quatre enfants; les trois premiers sont morts en bas âge; le quatrième est notre malade.

Antécédents personnels. — A toujours été délicate. — Réglée tard et d'une façon irrégulière : ne voit ses règles que tous les deux ou trois mois. — Leucorrhée.

Etat physique. — Tête petite sans asymétrie. — Oreilles mal ourlées mais sans aucune adhérence du lobule.

Fièvre typhoïde à vingt et un ans; depuis, et peut-être déjà avant, son intelligence se serait affaiblie : elle sait cependant assez bien lire et écrire. La mémoire est conservée, mais la malade, au dire de la mère, n'a pas de caractère; elle est très capricieuse.

Elle est sujette à des impulsions morbides fréquentes; elle partait quelquefois de la maison sans rien dire et restait deux ou trois jours dehors; on la retrouvait chez des parents ou même chez des étrangers, sans qu'elle pût dire où elle avait été. Ne paraît pas avoir eu d'attaque.

Cette malade paraît avoir refusé de manger par une sorte d'esprit d'imitation, tel qu'on le rencontre assez souvent chez ce genre de malades. Soumise pendant quelques jours aux lavages de l'estomac, elle n'a pas tardé à reprendre l'alimentation spontanée.

Observation XV (*Personnelle*)

Garn..., cinquante-trois ans, entrée le 29 juin 1889

Sommaire. — *Délire mélancolique symptômatique d'une paralysie générale, refus d'aliments intermittent nécessitant l'alimentation artificielle, insuccès des lavages.*

Certificat d'internement. — Mélancolie avec hébétude, demi-stupeur et débilité intellectuelle (Falret).

Certificat d'admission. — Folie lypémaniaque tranquille (Voisin).

Certificat de quinzaine. — Etat mélancolique probablement symptômatique d'une paralysie générale.

Cette malade, après quelques jours d'observation, a présenté tous les signes d'une péri-encéphalite diffuse à forme dépressive.

Outre l'inégalité pupillaire, le tremblement de la langue et des lèvres, elle a un délire mobile, diffus, incohérent : c'est ainsi qu'elle refuse, par instants, les aliments, avec une certaine persistance.

Les lavages de l'estomac, tentés au début, ont été bientôt suspendus en raison de leur insuccès.

Observation XVI (*inédite*).

Communiquée par M. le Dr Auguste Voisin.

Barb..., cinquante-un ans. Entrée le 18 *avril* 1888.

Sommaire. — *Paralysie générale à forme dépressive, idées de suicide, refus d'aliments persistant, alimentation forcée et lavages sans résultat, mort par pneumonie, autopsie.*

Certificat de la préfecture. — Dépression mélancolique, mutisme volontaire, tentatives de suicide, hallucinations, peurs imaginaires, excitation par intervalle, a tenté de mettre le feu à son domicile.

Legras.

Certificat d'admission. — Délire mélancolique avec hallucinations probables, aspect inquiet, gémissements, réticences.

Magnan.

Cette malade, un mois après son entrée, a dû être soumise à l'alimentation forcée en raison de son refus persistant de se nourrir d'une façon suffisante. Nous avons pratiqué le lavage préalable pendant les deux premiers mois sans obtenir aucun résultat.

Cinq mois après, nous avons noté la contraction des pupilles et les tremblements fibrillaires de la langue. Nous n'avons pu apprécier l'embarras de la parole en raison du mutisme obstiné de la femme Barb... En août, elle a été enlevée par une pneumonie droite.

A l'autopsie, nous avons trouvé un épaississement des

méninges et des adhérences multiples de la dure-mère au crâne, et de la pie-mère au cerveau dont la substance était raboteuse et saignante; en même temps existait une atrophie notable des circonvolutions. Ces lésions caractéristiques de la paralysie générale nous expliquent l'insuccès de nos lavages.

CONCLUSIONS

1° Les troubles gastriques semblent entrer pour une large part dans la genèse de la sitiophobie chez les aliénés. Cette sitiophobie est surtout fréquente dans les divers états mélancoliques.

2° Le lavage de l'estomac donne d'excellents résultats chez les mélancoliques sitiophobes n'ayant aucune tare héréditaire; la mélancolie et le refus d'aliments disparaissent en général entièrement. Chez les héréditaires on obtient très souvent le retour à l'alimentation spontanée et quelquefois l'amélioration de l'état mental.

3° Le lavage reste sans effet chez les paralytiques sitiophobes.

4° Nous donnons la préférence au tube de Faucher pour le cathétérisme de l'œsophage par la voie nasale.

INDEX BIBLIOGRAPHIQUE

BALL. — Maladies mentales.

BAILLARGER. — De la mélancolie avec stupeur (Ann. méd. psych. 1843).

BLANCHE. — Du cathétérisme œsophagien chez les aliénés. Thèse de Paris 1848.

BRIQUET. — Traité de l'hystérie.

CHRISTIAN. — Etude sur la mélancolie. Des troubles de la sensibilité générale chez les mélancoliques. Paris, 1876.

COTARD. — Délire de négation. — Arch. de neurologie, 1882, et Annales médico psych., 1888.

CULLÈRE. — Etude clinique de la mélancolie stupide. Ann. méd. psych. 1873.

DAGONET. — Maladies mentales.

ESQUIROL. — De la lypémanie, 1838.

ETOC-DEMAZY. — De la stupidité considérée chez les aliénés, 1833.

FALRET. — Etude clinique sur les maladies mentales.

FOVILLE. — Dictionnaire de Jaccoud. Article « Lypémanie ».

HASLAM. — Observations on insanity. Londres, 1798.

MABILLE. — Etude clinique sur quelques points de la lypémanie. Paris, 1880.

MARCÉ. — Note sur une forme de délire hypocondriaque consécutive aux dyspepsies et caractérisée principalement par le refus d'aliments. Ann. méd. psych., 1860, tome VI, p. 15.

MAUDSLEY. — Pathologie de l'esprit.

MOREW. — De l'alimentation forcée des aliénés. Thèse de Paris, 1880.

PINEL. — Traité médico-philosophique sur l'aliénation mentale, 1809.

RASPAIL. — Thèse de Paris, 1886.

REGIS. — Quelques réflexions pratiques à propos de l'alimentation forcée des aliénés. Ann. méd. psych. Janvier 1881.

RIBOT. — Les maladies de la personnalité, 1885.

RITTI. — Dictionnaire Dechambre. — Art. « Sitiophobie ».

SCHLIEP. — Deutsches Arch. für klin. med. Vol. XIII.

SÉGLAS. — Annales méd. psych. 7me série, tome X. Juillet 1889.

SIZARET. — Note relative à l'emploi de la sonde œsophagienne dans l'alimentation forcée. Ann. méd. psych. 1877, tome XVII, p. 175.

VOISIN (Auguste). — Traité de la paralysie générale, 1879.

Besançon. — Imp. Vᵉ F.-J. Bonvalot, F. Rameaux-Mayet successeur.

www.ingramcontent.com/pod-product-compliance
Ingram Content Group UK Ltd.
Pitfield, Milton Keynes, MK11 3LW, UK
UKHW021004200726
13857UKWH00004B/1267